DE L'ALCOOL

ET

DES COMPOSÉS ALCOOLIQUES

EN CHIRURGIE

DE LEUR INFLUENCE SUR LA RÉUNION IMMÉDIATE
ET SUR LES ACCIDENTS GRAVES OU MORTELS DES PLAIES ET DES OPÉRATIONS
(PHLEGMONS DIFFUS, PHLEGMASIES DES SYNOVIALES TENDINEUSES,
INFECTION PURULENTE, ETC.);

PAR M. J. F. BATAILHÉ
Professeur particulier d'anatomie, secrétaire particulier de la Société médicale du Panthéon, membre de la Société de médecine et de chirurgie pratiques de Montpellier, etc.

ET M. AD. GUILLET
Docteur en médecine.

TROISIÈME ÉDITION

CONTENANT

UNE LETTRE AVEC DES OBSERVATIONS CLINIQUES
SUR L'EMPLOI DES ALCOOLIQUES EN CHIRURGIE

PAR M. J. LE CŒUR
Professeur à l'École de médecine de Caen, premier chirurgien-adjoint des hôpitaux de cette-ville, etc.

PARIS
CHEZ COCCOZ, LIBRAIRE,
RUE DE L'ÉCOLE DE MÉDECINE, 30.

1859

DE L'ALCOOL

ET

DES COMPOSÉS ALCOOLIQUES

EN CHIRURGIE

DE LEUR INFLUENCE SUR LA RÉUNION IMMÉDIATE
ET SUR LES ACCIDENTS GRAVES OU MORTELS DES PLAIES ET DES OPÉRATIONS
(PHLEGMONS DIFFUS, PHLEGMASIES DES SYNOVIALES TENDINEUSES,
INFECTION PURULENTE, ETC.);

PAR M. J. F. BATAILHÉ

Professeur particulier d'anatomie, secrétaire particulier de la Société médicale du Panthéon, membre de la Société de médecine et de chirurgie pratiques de Montpellier, etc.

ET M. AD. GUILLET

Docteur en médecine.

TROISIÈME ÉDITION

CONTENANT

UNE LETTRE AVEC DES OBSERVATIONS CLINIQUES

SUR L'EMPLOI DES ALCOOLIQUES EN CHIRURGIE

PAR M. J. LE CŒUR

Professeur à l'École de médecine de Caen, premier chirurgien-adjoint des hôpitaux de cette ville, etc.

PARIS

CHEZ COCCOZ, LIBRAIRE,

RUE DE L'ÉCOLE DE MÉDECINE, 30.

1859

DE L'ALCOOL

ET

DES COMPOSÉS ALCOOLIQUES

EN CHIRURGIE (1).

A juvantibus et lædentibus sit indicatio.

Parmi les nombreux liquides et les nombreuses recettes que les anciens chirurgiens employaient contre les plaies, nous avons remarqué que la plupart contenaient de l'alcool ou des liqueurs alcooliques (2); quelques-unes de ces recettes sont encore usitées parmi les empiriques et les gens du peuple, surtout dans les campagnes.

Cela nous a portés à examiner si l'alcool ne serait pas l'agent actif principal de ces recettes, et si l'alcool et ses composés ne pourraient être utiles en chirurgie.

Nous avons examiné cette question au triple flambeau de la théorie, de l'expérimentation et de l'histoire, et nous sommes arrivés aux résultats suivants :

CONSIDÉRATIONS THÉORIQUES.

L'alcool coagule l'albumine, dans quelque liquide qu'elle se

---

(1) Ce Mémoire a été lu à la Société médicale du Panthéon, dans la séance du 10 août 1859. — Il est le résumé de trois Mémoires déposés aux Académies des sciences et de médecine. (Acad. de médecine, 14 juin-26 juillet. — Acad. des sciences, 16 août.)

(2) Pour ces recettes, voyez Hippocrate, Galien, Dionis. — Voyez surtout Ambr. Paré, livres VIII, IX, XXV, édit. Malgaigne.

trouve (1); et par suite il coagule le sang, la synovie des séreuses tendineuses, des séreuses articulaires, la sérosité qui baigne les mailles du tissu cellulaire, celle qui humecte les surfaces des séreuses splanchniques.

L'alcool appliqué sur les tissus vivants, à la surface des plaies, ne provoque aucune espèce d'accident. Nous nous en sommes assurés par de nombreuses expériences.

A la surface de ces plaies, il coagule instantanément l'albumine, qui forme une pellicule blanc-grisâtre. Il arrête l'hémorrhagie des petits vaisseaux.

Il accélère la sécrétion de la lymphe plastique à la surface des plaies. On voit cette lymphe agglutiner les lèvres de la plaie, quelques instants après l'application de l'alcool, quand on écarte les lèvres de ces plaies : c'est-à-dire qu'il se passe à la surface des plaies ce qui se passe à la surface des séreuses.

De ces faits, de ces principes, il résulte que l'alcool exerce une grande influence sur la réunion immédiate; qu'il empêche les phlegmons diffus; qu'il empêche les fusées purulentes des synoviales tendineuses; qu'il prévient l'infection purulente, etc.

Expliquons-nous :

L'alcool favorise la réunion immédiate en arrêtant l'hémorrhagie des petits vaisseaux (le sang étant un grand obstacle à une bonne coaptation), en produisant un coagulum immédiat à la surface des plaies et en accélérant la sécrétion plastique.

L'alcool prévient le phlegmon diffus en coagulant l'albumine du tissu cellulaire, qui devient ainsi dense immédiatement, et imperméable aux liquides qui baignent la surface des plaies.

L'alcool prévient les fusées purulentes des synoviales tendineuses

(1) La coagulation de l'albumine par l'alcool et les alcooliques est instantanée. Tous les chimistes ne sont pas d'accord sur le mécanisme intime de cette coagulation; mais ce qu'il y a de certain, c'est que le coagulum est de l'albumine pure, de l'albumine non altérée. (Ce n'est pas une combinaison d'alcool et d'albumine.— M. Dumas compare ce coagulum à celui qui résulte de l'action de la chaleur.) L'albumine, n'ayant subi aucune altération, ne joue pas le rôle de corps étranger; mais elle s'organise, comme on le sait depuis si longtemps (injections faites dans les séreuses, la tunique vaginale, etc., etc.).

en coagulant instantanément l'albumine de la synovie de ces membranes, en faisant adhérer leurs surfaces en contact, en les rendant imperméables aux liquides qui baignent la surface des plaies récentes, et en favorisant la phlegmasie adhésive de ces synoviales tendineuses au *voisinage de la plaie* (1).

L'alcool prévient l'infection purulente en coagulant le sang dans les veines ouvertes (et quelquefois béantes) à la surface des plaies, et par conséquent en les obstruant instantanément, et en favorisant une prompte phlébite adhésive.

La théorie de l'infection purulente a subi bien des vicissitudes. Trois opinions sont en présence actuellement.

1° La théorie qui considère l'infection purulente comme une fièvre essentielle, une fièvre purulente (Tessier). 2° La théorie ordinaire, classique en quelque sorte, qui attribue l'infection purulente à une phlébite suppurative, ou à une angéioleucite suppurative. Le pus sécrété par les parois des veines ou des lymphatiques au voisinage de la plaie, irait se mêler au sang, l'infecterait, et par conséquent infecterait l'économie tout entière.

3° La troisième théorie, qui, dans ces derniers temps, n'a guère d'autre partisan que M. Velpeau, et qu'on pourrait bien dès lors nommer la théorie de M. Velpeau, admet que les liquides sécrétés à la surface des plaies récentes pénètrent dans les veines encore non fermées et vont infecter ainsi la masse du sang et l'économie entière.

Il n'est pas de notre objet de discuter ici ces théories : d'autres l'ont fait, et beaucoup mieux que nous ne pourrions le faire.

Disons seulement celle que nous acceptons. La première ne nous occupera pas du tout, elle ne compte que de bien rares partisans, et puis ce n'est pas une théorie qu'une théorie purement négative.

La seconde théorie ne nous paraît plus soutenir l'examen, depuis les objections que lui a faites M. Tessier. (Journal *l'Expérience*, n° 50.)

---

(1) Cette adhérence ne va pas loin. Tout le monde sait que l'action des alcooliques sur les séreuses se borne aux points touchés par l'alcool. C'est ainsi que M. Velpeau injecte de la teinture d'iode dans les hydrocèles congéniales, dans les sacs herniaires dont le col n'est pas oblitéré, sans redouter le développement d'une péritonite.

Tous les efforts de Bérard aîné (article *Veine* du *Dictionnaire en 30 volumes*) en faveur de cette théorie classique, n'ont pu lever les objections de M. Tessier et nous la faire accepter.

Reste donc la troisième : c'est celle-là que nous acceptons; c'est celle qui compte le moins de partisans. Cependant, si les suffrages doivent être plutôt pesés que comptés, elle n'est pas dépourvue de toute autorité, puisqu'elle est admise par M. Velpeau. — M. Velpeau, tout en admettant cette théorie, ne rejette pas, il est vrai, la seconde; mais il nous a semblé, d'après ses écrits et surtout d'après ses leçons, que sa prédilection est acquise à la troisième, qui d'ailleurs est seule admissible pour les cas où il n'y a point de pus dans les veines, faits qui ne sont pas rares, comme l'a établi M. Velpeau.

D'abord, dans les cas où il n'y a pas de pus dans les veines ni dans les lymphatiques au voisinage de la plaie, la seconde théorie n'est pas acceptable; forcément il faut avoir recours à la troisième. Mais dans les cas mêmes où il y a du pus dans les veines et les lymphatiques au voisinage de la plaie, doit-on admettre la deuxième théorie, ou n'est-ce pas la troisième qui doit encore être adoptée?

Pour nous, la question n'est pas douteuse : c'est la troisième théorie qui est toujours la vraie, la seule vraie. Des liquides malfaisants pénètrent dans les veines ouvertes aux premiers jours d'une plaie ou d'une opération. Ces liquides peuvent infecter le sang, l'économie entière, sans qu'il y ait du pus dans les veines et les lymphatiques au voisinage de la plaie. C'est ce qui arrive chez les individus qui succombent dans les premiers jours d'une opération, d'une plaie (avant le septième ou huitième jour).

Chez ces mêmes individus, on peut ne pas trouver dans les viscères des abcès métastatiques, on peut n'y trouver que des noyaux apoplectiformes, ou même rien du tout. C'est que les abcès métastatiques n'ont pas eu le temps de se former. Malgré l'absence d'abcès métastatiques, l'infection de l'économie entière par le sang n'en est pas moins attestée par l'odeur infecte qu'exhalent tous les organes et par la rapide putréfaction de tout le cadavre (Bérard).

Chez d'autres malades, il est vrai, et très-nombreux, qui ont succombé à l'infection purulente, on trouve du pus dans les veines ou les lymphatiques au voisinage de la plaie. Mais est-ce le pus contenu dans ces vaisseaux qui a infecté l'économie? Nullement; l'infection du sang a *précédé* la formation de ces abcès, et *elle n'en dépend point.* Les liquides de la surface de la plaie, en pénétrant dans les veines, y séjournant plus ou moins, peuvent déterminer de la suppuration dans leur cavité; mais l'infection générale du sang a précédé ces suppurations locales. De sorte que dans ces cas encore il faut appliquer la troisième théorie, la théorie de M. Velpeau.

Enfin, on comprendra fort bien que les liquides séjournent dans les veines et les lymphatiques non loin de la plaie, et n'aillent pas infecter ou n'infectent que très-peu le torrent circulatoire. Alors l'individu, s'il succombe, ne succombera pas avec des abcès métastatiques, ne succombera pas à l'infection purulente, mais succombera aux suppurations des vaisseaux voisins de la plaie. Dans le tissu spongieux des os en particulier on voit quelquefois une suppuration très-étendue qui occupe les veines, et qui peut fort bien amener la mort sans qu'il y ait infection générale.

Or, après ce que nous venons de dire sur la théorie de l'infection purulente, il est évident que les alcooliques coagulent immédiatement l'albumine du sang, bouchent les veines instantanément, y déterminent une phlébite adhésive, et par conséquent préviennent l'infection purulente.

Nous pouvons ajouter que, pour les mêmes raisons, ces mêmes alcooliques préviennent la formation du pus dans les veines et les lymphatiques au voisinage des plaies, préviennent en un mot les phlébites et les angéioleucites diffuses et suppurées.

EXPÉRIENCES (1).

Nous avons fait des plaies simples des membres et du tronc par instrument tranchant, des plaies allant jusqu'à l'os avec blessure du périoste. Après avoir lavé avec beaucoup de soin les lèvres de

(1) Ces expériences, faites sur des lapins, ont duré depuis le 19 juin jusqu'aux premiers jours d'août.

la plaie avec de l'alcool ou un liquide alcoolique (eau-de-vie, alcoolat vulnéraire), nous avons réuni les parties profondes par la suture enchevillée, les parties superficielles par la suture entrecoupée, ou du pelletier; nous avons toujours obtenu la réunion immédiate dans les vingt-quatre heures; nous ne comptons pas un seul insuccès.

Il nous est arrivé quelquefois d'enlever la suture superficielle une demi-heure ou une heure après son application; nous remarquions déjà entre les lèvres de la plaie une matière gluante, la lymphe plastique. Il n'y a point de trace d'hémorrhagie des petits vaisseaux, condition nécessaire pour la coaptation et par conséquent pour la réunion immédiate.

Nous avons aussi fait des amputations, des désarticulations. — Même traitement (suture enchevillée, suture superficielle, alcool). Le plus souvent, réunion immédiate. — Jamais de suppuration diffuse.

Les plaies contuses simples des membres ont guéri rapidement sous l'influence du même traitement, avec peu ou point de suppuration.

Des contusions avec écrasement des os, avec plaie, au niveau des articulations, ont guéri rapidement avec peu de suppuration. Quelquefois il y a eu non pas du pus, mais un liquide moitié purulent, moitié plastique; jamais de trace de suppuration diffuse ni dans le tissu cellulaire ni dans les gaînes tendineuses.

Des fractures, avec plaie communiquant avec les fractures (pratiquées sur les membres antérieurs), avec suture et alcool, ont guéri rapidement avec peu ou point de suppuration.

Nous avons produit des plaies d'armes à feu : nous avons toujours pratiqué le débridement immédiat. Quoique ayant obtenu quelques guérisons, nous ne pouvons en rien conclure, parce que les dégâts sont tels, que l'animal meurt bientôt de souffrance. Cependant, chez ceux qui ont survécu quelques jours, nous n'avons jamais trouvé dans le membre blessé qu'une cavité circonscrite par une espèce de fausse membrane; jamais de suppuration diffuse.

Les plaies simples communiquant avec une articulation (suture; alcool) ont toujours guéri par première intention (1).

(1) On sait l'innocuité des injections de teinture d'iode dans les articulations.

Les plaies pénétrantes simples de l'abdomen ont toutes guéri, dans les vingt-quatre ou trente-six heures, par réunion immédiate (suture enchevillée, entrecoupée ; alcool).

Dans les plaies pénétrantes simples de poitrine (avec pénétration de l'air dans la plèvre), même traitement, même résultat. (Nous n'avons opéré ni sur les poumons, ni sur le péricarde, ni sur le cœur.)

Nous avons fait des plaies intestinales, longitudinales, transversales, obliques (suture Jobert; alcool). Réunion des parois abdominales par suture enchevillée et entortillée. Toutes les fois que la suture a été bien faite, qu'il n'y a pas eu d'épanchement de matières fécales, guérison. Quand il y a eu épanchement, sur le point où les lèvres de la plaie étaient coaptées, il y avait des adhérences entre les lèvres de la plaie intestinale et avec la paroi abdominale.

Nous avons fait des plaies simples du foie, nous l'avons écrasé entre nos doigts (alcool dans la plaie du foie; suture de la paroi abdominale ; alcool; guérison sans accidents). (Nous n'oserions pas dire pour cela qu'on doive attendre de pareils résultats toujours, surtout chez l'homme. Mais dans des cas moins favorables, l'alcool serait encore utile par son action hémostatique, et en déterminant des adhérences immédiates entre le péritoine pariétal et le péritoine hépatique, et s'opposant par conséquent à la péritonite.)

Les plaies de vessie avec blessure du péritoine (suture Jobert ; alcool ; suture des parois abdominales ; alcool ; guérison).

Ces expériences devraient être répétées au bénéfice de l'opération de la taille. L'alcool, outre les autres accidents (infection purulente, péritonite, etc.), aurait ici une action *préventive* contre l'infiltration urineuse).

Quant aux plaies et opérations sur la tête (trépan), nous ne les avons pas tentées sur nos petits animaux. Mais si nous réfléchissons que chez l'homme, dans ces sortes de plaies et opérations,

---

Les plaies articulaires faites pour l'extraction des corps étrangers n'ont pas la même innocuité. La cause, c'est l'action de la teinture d'iode dans le premier cas, son absence dans le second.

on a à craindre le *phlegmon diffus péricrânien ; l'infection purulente* (à cause des veines diploïques et des sinus qui sont béants, à cause de l'influence que l'inspiration exerce sur la marche du sang veineux); la *méningite diffuse et suppurée* (à cause de la laxité du tissu cellulaire sous-arachnoïdien); nous devons admettre que les alcooliques trouveraient ici par excellence leur application. Faute d'expériences, nous pouvons invoquer la clinique des anciens, qui redoutaient les plaies de la tête et l'opération du trépan beaucoup moins que nous. (Voyez en particulier Dionis, *Leçon sur les plaies de tête et l'opération du trépan.* C'est ici surtout qu'il proscrit les huileux, les corps gras, les *pourrissants*, et qu'il recommande les alcooliques.)

Nous n'avons pas pu encore opérer sur l'*utérus*. Nous n'avons pas eu l'occasion d'avoir des femelles d'animaux ayant mis bas récemment. Mais nous croyons qu'ici les alcooliques rendraient des services.

D'abord ils sont innocents; nous voyons Guénin-Ruleau, après l'opération césarienne (*couronnée de succès*), injecter du vin dans l'utérus, mettre de l'alcoolat vulnéraire entre les lèvres de la plaie de l'utérus et de la plaie de la paroi abdominale.

Le vulnéraire favorise la guérison de la plaie utérine et de la plaie abdominale; il produit l'adhésion immédiate du péritoine pariétal et du péritoine utérin, et est un obstacle à la péritonite.

Les avantages des alcooliques injectés dans l'utérus ne doivent pas probablement se borner là. L'analogie entre un utérus récemment vide du produit de la conception et une vaste plaie récente a frappé tout le monde. Ici, veines largement ouvertes (sinus utérins), lymphatiques volumineux, permettant l'entrée dans les veines et les lymphatiques des matières sécrétées dans la cavité utérine : de là, infection purulente possible; de là, possibilité d'abcès dans les veines et les lymphatiques utérins; de là, possibilité de mort, avec ou sans infection.

Les alcooliques probablement porteraient remède à ces accidents, dont l'ensemble porte le nom de fièvre puerpérale. (Voyez *Infection purulente*, ci-dessus, pour le développement des motifs.)

Parmi les alcooliques, nous avons employé principalement l'alcool, l'eau-de-vie, l'alcoolat vulnéraire. Nous avons cru qu'en général l'eau-de-vie était trop faible. Nous avons aussi essayé la teinture d'iode, etc.; nos essais ne sont pas assez nombreux pour que nous puissions rien conclure de la valeur relative des divers composés alcooliques.

Nous avons fait aussi quelques expériences comparatives sur des animaux non pansés du tout, ou non pansés à l'alcool. Nous avons généralement vu manquer la réunion immédiate, et survenir des suppurations qui épuisaient rapidement les petits animaux, et faisaient périr le plus grand nombre.

L'expérimentation sur les lapins ne nous apprend rien de l'influence des alcooliques sur l'infection purulente, la phlébite, l'angéioleucite.

CONSIDÉRATIONS HISTORIQUES.

Voilà les résultats auxquels nous ont conduits nos considérations théoriques et nos expérimentations sur l'alcool et les composés alcooliques employés en chirurgie.

Il nous semble qu'il y a dans ce travail des motifs plus que suffisants pour fixer l'attention des personnes qui s'occupent de l'art de guérir.

Mais les faits cliniques, les observations, nous diront quelques-uns peut-être, où les avez-vous? Nous n'écoutons que cela!

Ce serait là un raisonnement vicieux, qui mettrait obstacle à beaucoup de découvertes.

Il suffit de lire notre mémoire pour voir que la vérification clinique complète de son contenu ne doit exiger rien moins que le concours dévoué d'un grand nombre de médecins pendant plusieurs années.

Est-ce à dire que nous n'ayons à l'appui de nos idées aucun fait clinique, aucune autorité médicale? Celui qui croirait qu'il en est ainsi ferait preuve d'une ignorance profonde.

Nous avançons sans crainte que jamais travail médical peut-être n'a été appuyé sur des autorités d'un si grand poids.

Si nous ne craignions de prononcer une profanation, nous dirions que nous avons eu pour collaborateurs Hippocrate, Galien, Dionis,

Ambroise Paré; presque tous les anciens chirurgiens jusqu'au siècle dernier (1).

Dans presque toutes leurs recettes pour le pansement des plaies récentes et des plaies d'opérations, figurent les composés alcooliques. Tous ces auteurs sont unanimes pour proscrire les huileux, les corps gras, les émollients, les *pourrissants*, pour rappeler l'énergique expression de Dionis. (*Leçon sur les plaies de tête et l'opération du trépan.*)

Il est vrai qu'ils ne se servent pas de notre langage. Ils ne disent pas que leurs recettes mettent les blessés et les opérés à l'abri des phlegmons diffus, à l'abri des phlegmasies diffuses et suppurées des synoviales tendineuses, etc., etc. Les termes de phlegmon diffus, de phlegmasies des synoviales tendineuses, ne figurent même pas dans leurs écrits.

Ce langage est un langage anatomique, un langage anatomique précis, dont ces auteurs ne pouvaient user avec les connaissances anatomiques de leur temps. Ce langage ne pouvait venir et n'est venu que plus tard, par le seul fait des progrès de l'anatomie.

Est-ce à dire que le phlegmon diffus, les phlegmasies des synoviales tendineuses, etc., etc., leur fussent complétement inconnus? Quiconque interrogera leurs écrits avec attention y verra ces accidents clairement indiqués. (Voir Hippocrate, *Plaies de tête;* — Ambr. Paré, *des Plaies*, livre *des Fractures compliquées,* etc.)

Seulement, ces accidents redoutables, qui de nos jours ont été l'objet de travaux descriptifs admirables, qui sont le fléau de nos blessés et de nos opérés, qui font trembler le chirurgien qui va amputer seulement un doigt (2), n'étaient pour eux que des faits rares,

---

(1) C'est la méditation de ces auteurs, et en particulier de Dionis et d'Ambroise Paré, qui nous a donné la première idée de ce travail. Les leçons et les écrits de M. Velpeau sur l'infection purulente, nous ont encouragés à persister.

(2) Pour donner au lecteur une idée de la gravité de l'amputation des doigts avec notre système moderne de pansements, citons M. Velpeau : « J'ajouterai » cependant que l'amputation des doigts m'a paru souvent plus grave que celle » des orteils, et que l'amputation des doigts ne menace guère moins la vie par

et encore les attribuaient-ils à des pansements mal faits ou faits trop tardivement. (Voir Hippocrate, Ambr. Paré, etc.) Leurs pansements aux alcooliques prévenaient ces accidents, soit dans les plaies, soit dans leurs opérations (et cela, quoique à côté de ceux de nos jours, leurs procédés opératoires fussent très-imparfaits).

Quant à l'infection purulente des blessés et des opérés, les anciens la connaissaient aussi. (Voir Amb. Paré, Morgagni, J. L. Petit, etc., etc.) On ne peut pas en douter en lisant certaines observations qu'ils en donnent. Mais ce sont là pour eux des cas rares, tout à fait exceptionnels, qui les étonnent (« Ces malades sont *maléficiés,* » dit J. L. Petit), et ils ne s'en occupent guère. Chose remarquable, la plupart de ces cas d'infection purulente appartiennent non à *des opérés*, mais à *des plaies de tête*, c'est-à-dire à des malades mal pansés ou pansés trop tard.

Quand est-ce que cette redoutable complication des plaies (plaies de tête surtout) et des opérations commence à occuper les chirurgiens? C'est dans les premières années de ce siècle, à une époque où la peur de l'irritation fait abandonner les recettes des anciens chirurgiens et en particulier les alcooliques. (L'école de Desault avait encore conservé quelques restes de la pratique des anciens.) Alors et tout d'un coup, on voit paraître sur l'infection purulente une multitude d'écrits, qui à eux seuls composeraient une bibliothèque (1).

Or cette fatale complication des plaies et des opérations est-elle une découverte dont la médecine moderne soit en droit d'être fière? ou plutôt n'est-elle pas, comme le phlegmon diffus, comme la phlegmasie des synoviales tendineuses, un des tristes effets de l'oubli des pratiques de nos pères et de nos maîtres?

» elle-même que l'amputation du bras. » M. Velpeau attribue cette gravité à l'inflammation des gaînes synoviales et à leurs suites.

(1) Ce n'est pas sur les modernes seuls que doit peser l'abandon des alcooliques dans le traitement des plaies récentes. Déjà à partir de Dionis, quoiqu'on emploie encore ces agents, il semble qu'on y attache moins d'importance. Pourquoi un pareil changement? Nous serions assez portés à penser que la découverte de la ligature des artères n'y a pas été étrangère. Nous pensons avoir un jour l'occasion de revenir sur l'histoire de ce changement.

Pour nous, nous n'avons pas besoin de le dire, la question n'est point douteuse.

Nous espérons que, grâce à l'esprit du temps, qui ramène enfin le corps médical vers les recherches de thérapeutique, la question sera résolue dans un avenir prochain. Que faut-il en effet pour cela? Essayer sur les animaux, essayer sur l'homme les pansements aux alcooliques. Nous disons : essayer sur l'homme, et nous le disons sans conseiller une témérité. On ne saurait accuser de témérité le chirurgien qui essayera des agents qui sont toujours innocents chez les animaux, qui tous les jours sont maniés par les gens du peuple et les empiriques, des agents qui étaient employés par tous les chirurgiens anciens, des agents que les chirurgiens modernes injectent dans le péritoine et les autres séreuses splanchniques (1).

Nous espérons et nous souhaitons, pour les progrès de notre art et dans l'intérêt de l'humanité, que cette question sera résolue conformément à nos vœux et à nos prévisions.

Dans ce travail, nous nous sommes occupés exclusivement de l'alcool et des alcooliques. Est-ce à dire qu'en lisant les anciens nous n'ayons pas trouvé d'autres agents préconisés par eux contre les plaies? Il n'en est rien. Dans leurs recettes, surtout pour les plaies anciennes, on voit figurer avec les alcooliques un grand nombre d'autres substances : ce sont des résines, des huiles essentielles, la poix, l'encens, l'aloès, le sel ammoniac, l'alun, le vitriol bleu, le vitriol vert, etc. On voit que c'est là tout un art à étudier et à retrouver.

Mais l'alcool et les alcooliques sont incontestablement la base des pansements des plaies récentes et des opérations dans la chirurgie ancienne; et dès lors, à cause de la facilité avec laquelle on les a toujours sous la main, de leur action sur l'albumine, de leur influence sur la sécrétion plastique, et par conséquent sur les phlegmasies adhésives, il est permis de douter que de longtemps, que jamais peut-être on parvienne à les remplacer.

---

(1) Voir les travaux de MM. Velpeau, Jobert, Boinet, sur les injections de teinture d'iode.

CONCLUSIONS :

1° Les alcooliques favorisent la réunion immédiate (preuves théoriques, expérimentales, tirées de la pratique des gens du peuple. Preuves historiques).

2° Les alcooliques préviennent le phlegmon diffus (preuves théoriques, expérimentales, historiques).

3° Les alcooliques préviennent les phlegmasies des synoviales tendineuses (mêmes preuves).

4° Les alcooliques préviennent l'infection purulente (preuves théoriques, historiques).

5° Les alcooliques préviennent les phlébites et les angéioleucites suppurées (mêmes preuves).

6° Donc, dans le pansement des plaies récentes et des plaies d'opérations, il faut abandonner les corps gras, les cataplasmes, et il faut revenir aux alcooliques; en un mot, il faut revenir à la pratique des anciens.

A Monsieur le docteur J. F. Batailhé, professeur particulier d'anatomie, secrétaire particulier de la Société médicale du Panthéon.

Monsieur et honoré confrère,

Merci d'abord de l'envoi que vous avez bien voulu me faire de votre récente publication intitulée : *De l'alcool et des composés alcooliques en chirurgie,* etc. — J'ai lu cet opuscule avec tout l'intérêt qu'il mérite, intérêt accru encore par la communion d'idées dans laquelle je me trouve avec vous et votre honorable collaborateur. — Depuis plus de quatre ans, je recueille des faits sur le même sujet, avec l'intention de leur donner un jour quelque publicité; j'y regarderais à deux fois aujourd'hui que, sans nous connaître, sans avoir eu connaissance réciproque de nos essais et de nos résultats personnels, vous avez nettement abordé la question, et pris l'initiative de la vulgarisation d'un moyen de nos jours beaucoup trop tombé dans l'oubli. — De deux choses l'une, ou j'arriverais après coup, environné d'une demi-teinte de plagiat, ou j'aurais l'air de revendiquer une priorité, dont, je vous l'avoue, je ne fais que fort peu de cas, et à laquelle, en somme, votre publication vous adjugerait des droits incontestables. — Je préfère de beaucoup, en bon confrère, vous communiquer quelques-uns des principaux faits dont je puis aujourd'hui disposer, laissant à votre loyauté la latitude pleine et entière d'en user comme vous le jugerez convenable dans l'intérêt de la question, que je regarde comme ayant une immense portée pratique. — Les voici dans toute leur sincère crudité.

Il y a cinq ans bientôt, une femme, exerçant l'état de cuisinière, se présenta à ma consultation du dispensaire, offrant au médius de la main droite un accident des plus graves. — Cinq à six semaines auparavant, en nettoyant un poisson, elle s'était piquée à ce même doigt à l'une des arêtes des nageoires dorsales. Un panaris en avait été le résultat. — Traité au début par tous les moyens les plus irrationnels que lui avaient conseillés des commères, le mal n'avait pas tardé à prendre des proportions désastreuses. La gaîne des tendons avait été envahie, de nombreux abcès s'étaient successivement formés et spontanément fait jour; il en était résulté plusieurs ouvertures fistuleuses; le doigt, entièrement déformé, avait triplé de volume; les tissus violacés et fongueux donnaient naissance à une sanie incessante et fétide; tout mouvement était aboli dans l'organe, qui, passez-moi la comparaison, avait pris l'aspect *d'un bout de boudin.*

J'examinai avec la plus grande attention, j'introduisis à plusieurs reprises un stylet par les diverses ouvertures; décollement partout, communication des clapiers entre eux.

Je jugeai le doigt perdu sans retour, et proposai l'amputation comme moyen unique de guérison. — Après bien des difficultés, elle fut acceptée, et jour pris pour le surlendemain.

Le lendemain, la malade me fit dire qu'elle avait changé d'avis, de ne pas me déranger, qu'elle préférait mourir avec son doigt. — Je ne m'en occupai plus.

Trois ou quatre mois, plus peut-être, se passèrent. Le hasard me fit revoir cette malade pour une tout autre cause, et, à ma grande surprise, le doigt que j'avais cru devoir déclarer un *inutile pondus* avait repris sa forme *quasi* normale; la cicatrisation était parfaite sur tous les points; les mouvements de flexion et d'extension, quoique fort imparfaits et gênés, recommençaient à s'exécuter un peu; en un mot, cette femme pouvait être considérée comme guérie.

Je voulus avoir le mot de l'énigme. Alors, elle me raconta qu'un sien ami, chapelier, je crois, de son état, auquel elle avait raconté ses misères et confié ses angoisses au sujet de l'opération qu'elle devait subir, avait entrepris et consommé la cure en une vingtaine de jours. — Il y était arrivé par le moyen suivant : *Bain pendant un quart d'heure, matin et soir, de la partie malade dans la teinture aloétique composée* (Elixir de longue vie de Le Lièvre), pansement après chaque bain avec de la charpie fortement imbibée de cette même liqueur. — Les premiers bains avaient déterminé un simple sentiment, très-supportable d'ailleurs, de cuisson; dès le deuxième jour les parties s'étaient heureusement modifiées, et la cicatrisation avait marché sans entraves.

Ce fait, comme bien vous le pensez, me donna sérieusement à réfléchir.

Le hasard ne me fit pas longtemps attendre l'occasion d'expérimenter moi-même le moyen.

Un homme, à peu de temps de là, eut l'index droit écrasé par une pierre volumineuse qu'il voulait soulever, et qui retomba sur le doigt. Toutes les parties molles étaient dilacérées, les os dépouillés, mais intacts, ainsi que les articulations des phalanges; la gaîne des tendons fléchisseurs déchirée en plusieurs points; les vaisseaux donnaient abondamment.

C'était encore un cas à amputation immédiate, tant le délabrement était considérable. Néanmoins, je lavai et fit baigner à l'eau fraîche pour monder la plaie et arrêter l'hémorragie; je rapprochai le moins mal que je pus les lambeaux, en recouvris les surfaces osseuses, maintins le tout avec une petite bandelette de linge disposée en spirale, et pansai avec de la charpie imbibée d'eau fraîche, en recommandant de renouveler fréquemment l'imbibition.

A deux jours de là, le doigt exhalait une odeur fétide, la plaie était blafarde, grisâtre, ichoreuse, le sphacèle menaçait d'envahir l'organe en entier; je n'hésitai pas à substituer à la charpie mouillée d'eau de la charpie fortement imbibée *d'élixir de longue vie.* — Pansement matin et soir, amendement de la plaie dès le lendemain; guérison rapide sans accidents ni difformité en peu de jours.

Depuis cette époque, j'ai appliqué le même moyen *cinquante fois* peut-être, et toujours je pourrais dire avec le même succès. Les cas dans lesquels une inflammation trop vive des parties m'a forcé de le suspendre n'ont été que la très-minime exception. Les principaux des faits que je puis citer ont trait :

1° A deux vastes plaies résultant de l'extirpation du sein en totalité pour affection cancéreuse. Rapprochement au premier pansement à l'aide de la suture soit enchevillée, soit entortillée. Pansement au bout de trois à quatre jours, à la levée du premier appareil, avec *la teinture aloétique composée.* Dans l'un et l'autre cas, modification du jour au lendemain de la suppuration; cicatrisation complète en sept et dix jours.

2° A un décollement survenu dans le moignon, chez trois amputés de la jambe, avec suppuration de fort mauvaise nature.

3° A de nombreux cas de panaris.

4° A une plaie baveuse de 9 à 10 centimètres de diamètre avec sphacèle et décollement des tissus, suite d'un énorme anthrax de la région lombaire, abandonné à lui-même sans incisions ni débridement.

5° A de nombreux furoncles ou anthrax de dimension moindre et de gravité ordinaire.

6° A des dégénérescences fongueuses des orteils, suites d'onyxis opérés ou non.

7° Au traitement d'une vaste plaie ulcéreuse du mollet, résultat d'une dilacération des parties par un éclat d'obus reçu une année auparavant dans les tranchées devant Sébastopol.

8° A l'heureuse modification de chancres blafards, indolents, muqueux, de la verge ou du vagin, ou à de graves bubons vénériens avec de larges décollements de la peau.

9° Enfin à quantité de petites plaies ou lésions traumatiques, ou ulcères de moindre importance, intéressant différents points du corps.

Dans tous les cas, honoré confrère, dont je ne vous fais ici qu'une brève énumération, j'ai employé, à l'exclusion de tout autre alcoolique, le topique que je vous cite, soit *la teinture aloétique composée.*

J'ai bien fait quelques expérimentations comparatives avec le baume du commandeur, l'alcoolat vulnéraire, et la décoction aqueuse CONCENTRÉE soit de feuilles de noyer, soit mieux de brou de noix qui, en raison de son tannin et de la matière résineuse que l'on y rencontre, m'a aussi procuré de bons résultats, mais je donne de beaucoup la préférence à l'élixir de longue vie ou baume de longue vie de Le Lièvre, et ne fais pas de doute que l'aloès ne soit ici un puissant auxiliaire de l'action de l'alcool. Les trois autres préparations marchent pour moi sur la même ligne, la décoction de brou de noix en tête néanmoins.

Et qui empêcherait de préparer une teinture alcoolique de brou de noix? Je suis persuadé qu'elle produirait de bons résultats dans le traitement de certaines plaies.

Pour vous faire une confession entière, je dois ajouter que *jamais encore* je n'ai employé l'élixir de longue vie de prime abord, dès le début, sur une plaie de quelque importance, soit accidentelle, soit provoquée, dès le premier pansement. J'en ai bien eu l'idée, la volonté, *je n'ai pas osé*, j'ai craint, à tort peut-être, le développement d'une inflammation exagérée. J'ai eu, dans ces cas, le plus souvent recours aux topiques réfrigérants ou à l'irrigation continue.

Je n'ai encore fait usage des alcooliques qu'à un second, même à un troisième pansement, comme modificateurs d'accidents survenus, et non comme moyen préventif.

Enhardi par vos expériences sur l'animal sain, je me propose bien de le faire à la prochaine occasion, mais elles sont assez rares en province.

Du reste, quelques-unes de ces applications ont été faites par moi dans notre hôpital, dont, comme premier chirurgien adjoint, le service chirurgical m'est *parfois intérimairement* confié, et ont eu pour témoins quelques confrères ou élèves qui ont pu aussi en constater les heureux résultats.

Telle est, honoré confrère, la communication que votre gracieux envoi m'a engagé à vous faire. Je livre, je vous le répète, mon faible butin à votre loyauté médicale et confraternelle. Je désire qu'il puisse vous être de quelque utilité pour une publication ultérieure.

Agréez, je vous prie, l'assurance de mes sentiments confraternels les plus distingués.

JULES LE CŒUR,
D. M. C. P.

Caen, le 10 septembre 1859.

Nous adressons à M. Le Cœur tout à la fois et nos remercîments et nos félicitations. Sa communication est pleine d'intérêt. De plus, il se promet *d'oser* à l'avenir : cela fera que d'autres *oseront*.

Pas de question de priorité. M. Le Cœur n'a pu manquer de voir que notre opuscule, *tout petit qu'il est*, est *tout un système*, qui ne saurait être l'œuvre d'un jour, mais *d'un grand nombre d'années*. Et puis Hippocrate, Galien, Ambroise Paré, pourraient bien intervenir dans le procès, et alors!!!

Comme M. Le Cœur, nous croyons que, dans ses observations, l'aloès a ajouté aux vertus de l'alcool. A propos de ces substances ajoutées aux alcooliques, nous ne pouvons que répéter : *C'est tout un art à étudier et à retrouver.* — Nous avons fait quelques tentatives dans ce sens; mais nous avons dû y renoncer. Nos efforts n'auraient pas abouti. Nous pouvons cependant dire *quelques résultats*, d'après des expériences, il est vrai, *peu nombreuses et qui auraient besoin d'être répétées :* Alcool et eau-de-vie camphrés (*non inférieurs* à l'alcool). Eau de Rabel (inférieure, *caustique*, suppuration). Teinture d'iode (inférieure, *demi-caustique*, suppuration).

Cette brochure, première édit., et la note manuscrite de M. Le Cœur ont été remises ensemble à l'Académie des sciences le 12 *septembre et à l'Académie de médecine le* 13 *septembre* 1859.

Quelques personnes nous ont fait remarquer que nous avions été très-brefs en traitant des substances que l'on peut ou que l'on doit ajouter aux alcooliques dans le traitement des plaies.

A cela, nous avons répondu et nous pourrions répondre que nous n'avons pas voulu faire un livre, que nous avons voulu expliquer et réhabiliter la pratique des anciens dans le traitement des plaies (ce qui était pour nous un devoir); mais que pour leurs recettes si nombreuses, nous ne pouvions que renvoyer à leurs ouvrages.

Cependant, ne serait-ce que par déférence pour les observations bienveillantes qu'on nous a faites, nous ajouterons un mot à ce que nous avons dit sur ce sujet.

Dans le traitement des plaies récentes et des plaies d'opérations, les anciens avaient fini par n'employer guère que les alcooliques (esprit-de-vin, eau-de-vie, vulnéraire, etc.), comme on peut le voir surtout dans l'ouvrage de J. L. Petit, et nous doutons fort que les diverses substances qu'ils joignaient aux alcooliques dans diverses recettes (baumes divers, teintures diverses, etc., etc.), ajoutassent aux vertus des alcooliques. En est-il de même dans les plaies anciennes avec sécrétions sanieuses; dans les plaies avec escarres gangréneuses; dans les plaies à suppuration fétide (comme les plaies et abcès des parotides, du voisinage de l'anus et de la vulve, etc., etc.); dans les clapiers, les abcès fistuleux? Non. Ici les résines, les térébenthines, les goudrons, les poix, l'aloès, la myrrhe, etc., etc., sont ajoutés aux alcooliques dans presque tous les cas. Il serait étrange que cette pratique se fût maintenue si elle n'avait des fondements solides. Les gens du Midi emploient les térébenthines dans ces sortes de cas, et cette pratique n'est point récente. Nous lisons en effet dans J. L. Petit : « En allant en Es-
» pagne, je vis dans les landes de Bordeaux un palefrenier, lequel,
» selon le récit qui me fut fait, avait une fièvre maligne; cette
» fièvre avait été très-négligée, car le malade n'avait été ni saigné
» ni purgé. Au dixième jour de sa maladie, il lui avait paru une
» parotide sur laquelle on n'avait appliqué depuis vingt jours que

» du miel mêlé avec une térébenthine grossière qu'on nomme *gau-* » *drou* (goudron), et qu'on tire d'une espèce de sapin fort commun » dans ce pays. Huit jours après cette application, la tumeur s'était » terminée par une suppuration *gangréneuse*. Les lambeaux sé- » parés laissaient une ouverture par où s'était écoulée la sanie et » par laquelle coulait alors une suppuration louable. Le malade » était au trentième jour de sa maladie; il n'avait plus de fièvre : » je conseillai de continuer l'usage du même médicament. Trois » mois après, revenant en France, je vis ce palefrenier gros et gras, » guéri depuis longtemps, et que je n'aurais pas reconnu pour être » celui que j'avais vu, sans la cicatrice. Elle était bien solide, bien » unie, un peu enfoncée et adhérente au masseter. »

Dans quels cas, à quel moment telle de ces recettes est-elle préférable à toute autre? C'est là l'art que nous avons dit être à étudier et à retrouver. La lecture des anciens, la lettre de M. Le Cœur serviront de guide à ceux qui voudront s'engager dans cette voie.

NOTE SUR LES PLAIES D'ARMES A FEU.

Dans la partie expérimentale de notre Mémoire, nous avons traité les plaies par balle à la façon des anciens : débridement immédiat, pansement à l'eau-de-vie. On nous a encore demandé quelques développements à cet égard.

Comme les anciens, dans les plaies par balle (avec ou sans fracture), il faut toujours pratiquer le débridement *immédiat* (préventif) et un *large* débridement. De cette manière, on facilite la recherche et l'extraction des corps étrangers et des esquilles; on donne à une plaie profonde et souvent anfractueuse une forme plus favorable; on rend plus facile l'application des topiques; on prévient l'étranglement, etc., etc. Ce débridement n'a aucun *inconvénient* lorsqu'on panse aux alcooliques, qui préviennent l'infection purulente, les suppurations diffuses qui produisent une fausse membrane tout autour de la plaie, etc., etc. Aussi les anciens pratiquaient-ils tous ce débridement, tandis que les modernes sont partagés.

Si l'on voulait réséquer les extrémités osseuses (comme M. Marmy l'a préconisé et pratiqué avec avantage dans les fractures du bras par balle), à plus forte raison faudrait-il panser ici à l'eau-de-vie : la résection nécessitant toujours de larges incisions.

Ce que nous avons dit du débridement s'applique également aux *controuvertures*. Il faut, à l'exemple de J. L. Petit et autres, les pratiquer hardiment et largement, mais à la condition de les panser comme lui, c'est-à-dire à l'eau-de-vie.

PARIS. TYPOGRAPHIE HENRI PLON, RUE GARANCIÈRE, 8.

www.ingramcontent.com/pod-product-compliance
Ingram Content Group UK Ltd.
Pitfield, Milton Keynes, MK11 3LW, UK
UKHW020547230726
13925UKWH00006B/2436